AF299473

# TRAITEMENT

# DE L'OBÉSITÉ

PAR LES EAUX CHLORURÉES SODIQUES

ET

## PAR L'EAU DE MER EN PARTICULIER

PAR

## Le Docteur FOUBERT

Médecin-inspecteur des bains de Villers-sur-Mer (Calvados)
Membre de la Société d'hydrologie médicale de Paris
Membre correspondant de la Société impériale havraise d'études diverses

---

## PARIS

### GERMER BAILLIÈRE, LIBRAIRE-ÉDITEUR

RUE DE L'ÉCOLE-DE-MÉDECINE, 17

1869

Extrait des Annales de la Société d'hydrologie médicale de Paris
Tome XV.

# TRAITEMENT

# DE L'OBÉSITÉ

PAR LES EAUX CHLORURÉES SODIQUES

ET

## PAR L'EAU DE MER EN PARTICULIER

---

Dans la dernière séance, nous avons entendu avec le plus vif intérêt les considérations d'un ordre supérieur qu'a présentées M. Durand-Fardel sur l'origine de la graisse et le rôle qu'elle est appelée à jouer dans l'organisme.

Notre savant président, après avoir reconnu dans la production graisseuse exagérée un vice pathologique, a rapproché par d'ingénieuses inductions l'obésité de certains états diathésiques, tels que la goutte, le diabète, avec lesquels elle aurait suivant lui une sorte d'affinité.

Je ne suivrai pas M. Durand-Fardel dans les régions élevées de la pathogénie et de la physiologie pathologique, pour rechercher si la production de la graisse, du sucre, de l'acide urique, est le résultat d'une modalité différente dans l'accomplissement d'une même fonction placée sous la dépendance de l'innervation ; je veux uniquement m'attacher à la question clinique, et m'occuper du traitement de l'obésité par les eaux minérales.

Je jetterai cependant un rapide coup d'œil sur l'évolution de la graisse à son origine, dans sa période d'état et dans sa période de résorption.

Dans sa période d'état, la graisse existe à différents degrés dans l'économie ; on peut distinguer :

1° Le degré physiologique, qui est celui où tout individu en santé est pourvu de graisse dans une proportion déterminée, évaluée généralement au vingtième du poids du corps.

2° Le degré hypertrophique ; à ce degré, le pannicule graisseux a pris un développement exagéré ; les parties du corps où existe ordinairement le tissu adipeux, se surchargent de graisse ; ailleurs, il se fait de nouvelles formations ; mais la graisse n'existe encore que comme tissu d'interposition entre les différents organes. C'est à ce degré qu'on donne le nom d'obésité ; il n'apparaît guère que vers la période moyenne de la vie, et disparaît souvent dans la vieillesse.

3° Le degré pathologique ; le tissu adipeux alors n'est plus seulement un organe d'interposition entre les viscères ou les muscles, la graisse les pénètre eux-mêmes, s'infiltre entre les fibres ou les éléments anatomiques qui les constituent, embarrasse leurs fonctions et entraîne de graves désordres. C'est à ce degré qu'on doit réserver le nom de polysarcie, affection qui semble se transmettre par voie héréditaire et qui apparaît quelquefois dès l'enfance. Elle semble résulter de troubles profonds de la nutrition, et être sous la dépendance de quelque perturbation inconnue des phénomènes de l'innervation. Arrivée à ce degré, la production graisseuse constitue une maladie dont le traitement rationnel est le même que celui de l'obésité, mais dont la guérison paraît être au-dessus des ressources de la thérapeutique hydro-minérale.

Le second degré, c'est-à-dire l'obésité, est le seul point qui doit fixer notre attention ; mais, auparavant, je vous demande la permission de m'arrêter quelques instants sur le mode de formation de la graisse chez les animaux. Comme pour tous les éléments produits ou détruits par les phénomènes vitaux, l'origine de la graisse, sa création dans l'économie, sa disparition, échappent, il est vrai, à nos recherches les plus attentives ; mais les travaux récents de M. le professeur Robin sont venus jeter un jour nouveau sur son évolution, et doivent faire rejeter l'hypothèse hallérienne qui faisait de la graisse un simple dépôt dans les aréoles du tissu cellulaire.

En effet, chaque lobule graisseux est formé par un groupe de cellules adipeuses, qui elles-mêmes sont dues à la réunion de gouttelettes huileuses, renfermées chacune dans une vésicule à paroi distincte. Ces vésicules, dit M. Robin, jouissent au plus haut degré d'énergie de la propriété de nutrition ; aussi, dans un grand nombre de circonstances, elles se développent ou s'atrophient avec rapidité.

Après s'être hypertrophiées de manière à dépasser leurs dimensions ordinaires du double ou même du triple, ce que l'on observe chez les sujets atteints d'obésité, les cellules adipeuses peuvent s'atrophier dans les conditions d'amaigrissement.

« Cette atrophie (1) commence par le contenu et se borne souvent à lui. Celui-ci cesse de remplir la cavité de la cel-

(1) Article ADIPEUX, de Ch. Robin, *Dict. encyclopédique*, t. II, p. 13.

lule, et un liquide incolore se produit dans l'intervalle qui existe entre la graisse qui reste encore et la paroi. Ce contenu se réduit peu à peu à l'état de gouttelettes très-petites, de volume inégal, devenant de moins en moins nombreuses, en même temps la cellule s'aplatit, devient polyédrique et la paroi se plisse plus ou moins. Elles restent aussi à l'état de cellules transparentes, plus ou moins granuleuses, sans qu'on ait vu encore disparaître la paroi propre azotée. »

« La consistance (1) du tissu adipeux varie beaucoup. Il est des circonstances dans lesquelles il est ferme, comme on le voit chez les jeunes sujets. Cette particularité coïncide avec la réplétion des cellules par la graisse. Alors elles sont distendues et fortement comprimées les unes contre les autres. On observe la même particularité chez les sujets bien portants dont le tissu adipeux n'est pas atrophié. Au contraire, chez les individus atteints de maladie ayant amené de l'œdème et de l'amaigrissement, le tissu adipeux présente une grande mollesse, il devient presque gélatiniforme. »

On voit donc, d'après l'opinion de l'éminent professeur, que la graisse n'est point un dépôt inerte, comme on a paru disposé à le croire, mais au contraire le produit d'une fonction de nutrition dont l'activité parfois exagérée peut engendrer l'obésité, mais aussi qui est toujours prête à reprendre à un moment donné ce qu'elle a mis en réserve pour fournir des éléments à l'accomplissement d'autres fonctions dont le résultat est surtout la calorification.

Les éleveurs qui se proposent de produire de la graisse savent reconnaître quelles sont les aptitudes, non-seulement de chaque espèce animale, mais de chaque individu, à se

______

(1) *Dictionn. encyclop.*, t. II, p. 25.

charger de tissu adipeux, et instituent le régime qui doit être suivi pour déterminer l'engraissement d'une façon assurée.

Il a été tout rationnel de penser qu'en prescrivant un régime tout opposé, on obtiendrait un résultat également opposé, c'est-à-dire l'amaigrissement. Aussi le traitement de l'obésité consiste-t-il généralement dans le régime diététique, et dans l'emploi de certains moyens opposés à ceux que l'on considère comme étant la cause de la production graisseuse.

On trouve dans tous les traités de médecine la nomenclature plus ou moins étendue des causes présumées de l'obésité. Pierre Frank, dans le long chapitre qu'il consacre aux rétentions adipeuses, énumère, comme prédisposition, l'habitation dans un air tempéré et humide, jointe à une nourriture abondante et substantielle, la vie molle et oisive, l'absence de travail intellectuel et de contention d'esprit, un estomac doué d'une puissance digestive énergique chez un individu d'un tempérament lymphatique, dont la fibre molle est toute disposée à se laisser pénétrer et distendre par un dépôt-adipeux, prédispositions auxquelles on peut ajouter l'anaphrodisie, qu'elle soit primitive ou le résultat d'une continence obligée, et beaucoup d'autres causes encore. Puis quand il arrive au traitement, il rappelle tous les moyens vantés par ses prédécesseurs, et qui consistent dans l'exercice, l'exposition au soleil, les travaux de l'esprit, la diminution de l'alimentation, tous moyens qui n'ont pas une grande valeur et qui témoignent, dit-il, du peu de ressources de la médecine contre l'obésité. P Frank ne parle pas du traitement par les eaux minérales, qui cependant a depuis longtemps été préconisé, du moins en ce qui concerne les eaux chlorurées sodiques artificielles ; car à Rome les bains chauds étaient recommandés contre l'obésité, et l'eau de mer a été aussi conseillée pour produire l'amaigrissement chez les gens obèses.

Aujourd'hui, l'action des eaux minérales étant mieux étudiée et plus connue, il était tout naturel qu'on demandât à ces agents thérapeutiques quelles ressources ils pouvaient offrir dans le traitement de l'obésité.

Les eaux chlorurées sodiques sont encore celles dont l'action a paru le plus efficace.

Les expériences faites par le docteur Beneke à Nauheim, dans le but de rechercher l'action de ces eaux sur l'homme sain et sur l'homme malade, peuvent servir à démontrer les effets favorables de l'usage de ces eaux contre l'obésité.

Les recherches de M. Beneke ne portaient pas sur cet objet, il est vrai ; c'est ce qui, je crois, leur donne encore un plus grand poids. L'auteur, dans ses expériences, voulant s'assurer de l'effet reconstituant de ses eaux, notait surtout les phénomènes qui produisaient ou accompagnaient une augmentation de poids chez ses malades. C'est ce qui explique, dans le relevé de ses observations, le nombre de malades qui ont augmenté de poids sous l'influence du traitement, et du régime diététique qui était opposé au régime rationnel pour produire l'amaigrissement.

Les expériences sur l'homme sain ont été faites sur trois personnes simultanément soumises par périodes de six jours, à l'observation seule, aux bains d'eau salifère simple puis additionnée d'eau mère.

Une seconde série d'expériences a été faite de même, en soumettant les sujets après six jours d'observation à l'usage interne de l'eau du Kurbrunnen atténuée, et ensuite au traitement combiné du bain d'eau salifère et de l'eau du Kurbrunnen à l'intérieur.

Pendant tout le temps qu'ont duré les expériences, les aliments ingérés ont été rigoureusement pesés, ainsi que les déjections; le pouls, la respiration ont été comptés trois et quatre fois par jour ; les matières solides de l'urine analysées, l'urée, l'acide urique, les phosphates, les sulfates et les chlorures dosés avec le plus grand soin.

Ces recherches offrent donc, sous le rapport de l'exactitude, les garanties les plus sérieuses et peuvent servir à éclairer certains points de la question qui nous occupe.

Je vais reproduire brièvement quelques-unes des conclusions qui peuvent s'appliquer au traitement de l'obésité.

« Le bain d'eau salifère simple n'empêche pas le corps d'augmenter de poids, mais ne favorise pas cette augmentation dans la plupart des cas. Il accélère la métamorphose organique, et favorise la sécrétion rénale.

» L'addition d'eau mère dans le bain produit un effet en rapport avec la résistance de l'organisme, et la métamorphose organique est en général peu augmentée.

» L'urée, les phosphates, les sulfates se trouvent en plus grande quantité dans les urines; l'acide urique et les chlorures sont au contraire diminués.

» L'usage interne de l'eau du Kurbrunnen ne stimule pas l'appétit autant qu'on pouvait l'admettre *à priori* et qu'on le suppose généralement,

» Enfin sous l'influence du bain, combiné avec l'usage interne de l'eau, l'effet n'égale pas la somme des effets de chaque agent séparé ; il faut même éviter de boire l'eau du Kurbrunnen avant le bain, car cette façon de procéder détruit en partie l'effet accélérateur exercé par le premier agent sur la métamorphose des matières azotées dans l'organisme.

» Dans tous les cas, l'usage de l'eau de Nauheim diminue la fréquence de la respiration et de la circulation. »

Pour les personnes malades, l'auteur indique les effets de la cure, et si dans un certain nombre de cas il arrive à un résultat opposé à celui que je recherche, à savoir que les malades ont augmenté de poids après le traitement, il faut noter avec soin l'âge de ces malades; ainsi l'on verra qu'il s'agit toujours d'enfants ou d'adolescents, et l'on sait que dans cette période de la vie le tissu adipeux n'est encore que peu ou pas développé; de plus, il faut remarquer que ces enfants venus à Nauheim étaient dans un état de dépérissement et de maigreur, causé par la scrofule ou le rachitisme, et qu'alors il n'est pas surprenant que l'action reconstituante des eaux chlorurées sodiques ait produit de bons effets, en excitant les diverses fonctions qui auparavant étaient languissantes, en relevant les forces assimilatrices, et en redonnant par suite un certain degré d'embonpoint qui faisait défaut.

Mais quand, au lieu d'enfants, il s'agit d'adultes; sous l'influence des eaux, ainsi que le dit M. Beneke, on voit les sécrétions devenir plus abondantes, et l'exhalation cutanée et pulmonaire plus active.

Le malade perd de son poids, et cela d'une quantité moyenne de 80 à 100 grammes, et même plus, chaque jour, ce qui à la fin de la saison, supposée de trente jours, donne une déperdition de poids de 1 kilogramme et demi à 3 kilogrammes et plus.

Si cette diminution de poids semblait au premier abord peu considérable, il suffirait, je crois, de rappeler que la proportion de la graisse dans le corps de l'homme sain étant de 1/20e, la diminution de 3 kilogrammes équivaut par conséquent à la disparition complète de toute la graisse que porte un adulte du poids de 60 kilogrammes.

Dans certains cas, l'action de la cure peut être plus évidente encore; ainsi M. Beneke cite une dame venue à

Nauheim pour aménorrhée et stérilité avec polysarcie, qui pendant la durée de la cure perdit 1/13 de son poids sans que sa santé générale en ressentît aucun mauvais effet.

Maintenant si l'on se demande quel est le traitement employé à Nauheim pour obtenir ce résultat, on trouve en première ligne les bains d'eaux minérales à la température de 31 degrés, et de la durée de trente minutes, pris régulièrement chaque jour. Puis l'usage interne de l'eau de la source du Kurbrunnen atténuée, dont l'action isolée est plus énergique que celle du bain seul, et dont l'emploi combiné avec le bain donne les meilleurs résultats, sans cependant, comme je l'ai déjà dit, égaler la somme des effets produits par chacun d'eux séparément.

L'addition d'eau mère dans les bains n'a pas donné tous les résultats satisfaisants qu'on se croyait en droit d'attendre, aussi doit-elle être le plus souvent considérée comme inutile dans le traitement de l'obésité.

Le régime suivi pendant la cure doit être institué en vue du but qu'on se propose d'atteindre. Il est évident que si l'on veut, comme dans certains cas à Nauheim, tonifier et donner des forces à un organisme déprimé, on profitera de la stimulation imprimée par les eaux salines, à l'estomac et aux organes digestifs, pour satisfaire l'appétit du malade ; au contraire, lorsqu'il s'agit de combattre l'obésité, il faut tromper l'estomac par l'ingestion d'aliments peu réparateurs tirés en partie du règne végétal, contenant peu de matières alibiles, de façon à ce que ce viscère ne souffre pas d'une diète trop sévère, et que l'activité vitale se porte et agisse par résorption interstitielle sur les matériaux emmagasinés dans l'économie.

Ce qui se passe à Nauheim, d'après M. Beneke, se reproduit à Marienbad, comme le signale M. Schindler, et se rencontre également aux bains de mer dans certaines circonstances.

L'eau de mer a été de tout temps conseillée pour combattre l'obésité ; mais, pour éviter toute confusion, je dirai immédiatement que, si chez certaines personnes le bain froid de mer diminue rapidement le volume du corps, c'est chez les enfants et surtout chez les femmes à tempérament lymphatique, à chairs molles, à contours arrondis, dont la graisse est à cet état gélatiniforme, décrit par M. Robin, dont les tissus semblent imprégnés de sérosité plutôt que de tissu adipeux, que cette action est évidente.

Le bain froid pris à la mer donne du ton à la peau, y détermine un degré de constriction qui agit sur les tissus sous-jacents et en exprime, pour ainsi dire, les liquides qu'ils contiennent ; l'effet est réel, il est souvent très-rapide. Mais est-ce là un véritable amaigrissement ? On ne peut le dire, car à mesure qu'il se produit, le malade voit ses chairs se raffermir, ses capillaires s'injecter, ses muqueuses se colorer, l'appétit renaître, les forces permettre un exercice depuis longtemps inconnu, enfin un embonpoint de bon aloi se substituer à cette diminution de volume du corps.

Aussi n'est-ce pas le bain froid sur lequel il faut compter pour combattre l'obésité, mais bien le bain d'eau de mer chauffée auquel on ajoute l'usage de l'eau salée en boisson, à la dose de 100 à 200 grammes chaque jour, atténuée par moitié d'eau douce comme j'ai l'habitude de le faire, et continuée pendant la durée de la cure.

L'effet purgatif de l'eau de mer à l'intérieur se fait à peine sentir les deux premiers jours, et ensuite le malade continue cette boisson sans s'apercevoir d'autre inconvénient qu'un sentiment de sécheresse de la gorge, et de soif qui survient au bout de quelques jours pour disparaître bientôt.

La sécrétion urinaire est notablement augmentée. Je n'ai pas de chiffres à donner à l'appui de cette opinion; mais c'est un fait certain que la miction est plus fréquente, que les urines sont plus abondantes chez les personnes qui boivent de l'eau de mer que chez celles qui n'en font point usage.

L'action de l'eau salée à l'intérieur, combinée avec les bains d'eau de mer chauffée, m'a paru manifeste dans les cas qui m'occupent, et j'ai encore eu l'été dernier, à Villers-sur-Mer, l'exemple d'une dame obèse, âgée de soixante ans, qui, après avoir pris quarante-deux bains chauds d'eau de mer et bu régulièrement 200 grammes d'eau par jour, est repartie après avoir recouvré les forces qui lui faisaient défaut et avoir maigri d'une façon notable, sans avoir eu besoin de modifier notablement son régime, comme je le dirai dans un instant.

Si l'on se demande quelle est la manière dont agit l'eau de mer dans le traitement de l'obésité, on trouve qu'elle est complexe comme la plupart des traitements.

L'effet purgatif n'est pas nécessaire, l'action de l'eau de mer à l'intérieur paraît être simplement altérante; elle modifie les fonctions physiologiques, imprime aux organes une activité nouvelle. Les sels introduits dans le sang et les liquides de l'économie doivent être considérés comme une cause de combustion plus parfaite des éléments destinés à être détruits par la combustion respiratoire; conformément à l'observation de M. Beneke, j'ai remarqué que la respiration est plus ample, la circulation moins rapide, ce qu'il est possible d'attribuer à une pression atmosphérique plus grande au bord de la mer; le sang est ainsi mis plus largement en contact avec l'oxygène de l'air, et comme, d'autre part, la sécrétion urinaire est plus abondante, une quantité plus grande de matériaux comburés se trouve entraînée au dehors.

Comme moyen adjuvant des bains d'eau de mer chauffée et de l'eau prise à l'intérieur, conseillés aux personnes affectées d'obésité, il faut que le régime diététique soit institué en vue du but qu'on se propose atteindre.

Je ne parle pas de l'emploi du savon ou du vinaigre conseillé quelquefois à dose plus ou moins élevée, soit aux repas, soit dans l'intervalle. Les effets produits par ces moyens ne sont pas sensibles, et l'amaigrissement ne survient que lorsqu'ils ont déterminé une affection de l'estomac, gastralgie, dyspepsie, ou pire encore, qui entrave les fonctions digestives et font que l'obèse, devenu réellement malade, ne mange plus ou au moins ne digère plus les aliments qu'il prend ; l'amaigrissement est alors la conséquence du premier degré d'inanition, comme celui que l'on voit survenir chez les personnes auxquelles on prescrit sinon l'abstention complète des aliments, du moins une alimentation insuffisante.

Le but qu'on doit se proposer dans le traitement de l'obésité étant d'activer le travail de décomposition des éléments organiques qui se fait dans l'acte respiratoire, et d'augmenter les sécrétions, surtout celles des reins, on devra, tout en conseillant une alimentation légère tirée en partie du règne végétal, ne pas prescrire cependant un régime trop sévère d'où la viande soit complétement exclue. Je crois pour ma part qu'il suffit de bannir de la nourriture les aliments qui fournissent facilement des combustibles à l'acte respiratoire, tels que le sucre, les fécules, l'alcool, les corps gras, et de laisser le malade suivre un régime dans lequel le maigre de viande sera associé aux légumes verts, le vin au pain en petite quantité, et l'exercice à pied suivi le soir d'un repos au lit, qui n'ira pas jusqu'à la mollesse.

Sous l'influence de ce régime, combiné avec une cure d'eau marine, faite sous forme de bains chauds pris chaque jour à la température de 34 degrés, d'une durée de trente à quarante minutes, et d'eau froide filtrée bue avec addition d'eau douce, à la dose de 100 à 300 grammes, après le bain dans la journée, le malade atteint d'obésité au début verra le plus souvent le poids de son corps diminuer aux dépens du tissu adipeux, sans altération dans sa santé générale ; enfin, je crois pouvoir ajouter que l'usage prolongé de ce régime, joint à une cure renouvelée chaque été, suffira souvent pour empêcher l'obésité de se reproduire.

FIN.

Paris. — Imprimerie de E. MARTINET, rue Mignon, 2.

www.ingramcontent.com/pod-product-compliance
Ingram Content Group UK Ltd.
Pitfield, Milton Keynes, MK11 3LW, UK
UKHW020204080726
13614UKWH00006B/2611